ÉPIDÉMIE DE VARIOLE

SURVENUE

A BORDEAUX ET DANS LE DÉPARTEMENT DE LA GIRONDE

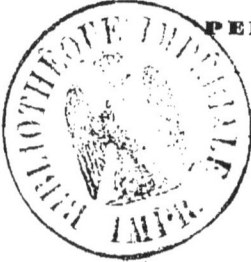

PENDANT L'ANNÉE 1862

RAPPORT

fait à la Société impériale de Médecine de Bordeaux

PAR

LE Dr CHARLES DUBREUILH

Rapporteur de la Commission,

Président de la Société de Médecine, Médecin vaccinateur du département,

Chirurgien en chef de l'Hôpital de la Maternité, Professeur de l'École d'accouchements,

Lauréat de la Faculté de Médecine de Montpellier et de l'Académie impériale de Médecine de Paris,

Membre correspondant national de la Société de Chirurgie,

Correspondant de l'Académie des Sciences et Belles-Lettres de Montpellier,

de la Société Médico-pratique de Paris, des Sociétés de Médecine de Toulouse,

Lyon, Poitiers, Anvers, etc. ;

Honoré de huit médailles d'or ou d'argent

pour la propagation de la vaccine.

BORDEAUX

IMPRIMERIE GÉNÉRALE DE Mme CRUGY

rue et hôtel Saint-Siméon, 16.

1863

ÉPIDÉMIE DE VARIOLE

SURVENUE

A BORDEAUX ET DANS LE DÉPARTEMENT DE LA GIRONDE

Messieurs,

La Société impériale de Médecine suit avec persévérance la
marche qu'elle s'est tracée dès les premiers temps de son insti-
tution, et reste fidèle aux principes qui ont jeté les fondements
de sa prospérité. Dès les premiers moments où des bruits sinistres
d'une épidémie de variole se répandirent, elle s'empressa d'offrir
son concours à M. le Préfet de la Gironde pour répandre la vaccine
et éteindre le germe de cette cruelle maladie, si fatale aux populations, et, dans sa séance du 1er septembre 1862, elle nomma
une commission chargée de lui faire un rapport sur la marche et
les phases diverses de cette épidémie (1). Chargé par mes collègues
de cet important travail, je me suis mis immédiatement en correspondance avec d'honorables confrères de Bordeaux et du département, et c'est à l'aide des nombreux documents qui m'ont
été obligeamment envoyés par tous avec un zèle et une bienveillance toute confraternelle, que je viens aujourd'hui, au nom de
votre commission, vous faire l'histoire de cette nouvelle épidémie.

Votre rapporteur, Messieurs, n'a pas cru devoir borner ses in-
vestigations à la seule ville de Bordeaux ; sa position de médecin
vaccinateur du département lui faisant connaître les localités envahies par le fléau, il a demandé des renseignements aux médecins auxquels le virus vaccin était envoyé ; de cette manière, il

(1) Cette commission était composée de MM. Sarraméa, Buisson, de Sainte-
Marie, et Ch. Dubreuilh, rapporteur.

a pu donner à ce rapport plus de valeur, et une importance digne de la Compagnie qui le réclamait.

Dans une première partie, l'épidémie sera étudiée dans les hôpitaux et dans la ville de Bordeaux.

La seconde partie comprendra la marche de la variole dans les diverses communes de la Gironde.

Enfin, dans une troisième partie, nous envisagerons les moyens mis en usage pour enrayer le fléau : ici trouveront leur place des réflexions sur la vaccine et les revaccinations.

PREMIÈRE PARTIE.

Marche de l'épidémie dans les hôpitaux et dans la ville de Bordeaux.

De la séquestration des varioleux. — Son influence sur l'extinction de la variole.

Si l'on consulte l'histoire médicale de Bordeaux, qui se trouve, dans nos archives, renfermée dans plus de soixante années de procès-verbaux et de Notices de la Société de Médecine, nous trouvons qu'à part les grandes épidémies de variole qui ont sévi sur notre ville et sur la Gironde, il ne se passait pas d'années où des cas isolés de cette maladie ne fussent signalés, et de tout temps l'hôpital Saint-André était le foyer de contagion d'où s'échappaient les germes de cette hideuse affection. La variole étant incontestablement une maladie contagieuse, pour ceux surtout qui refusent les bienfaits de la vaccine, il était naturel de penser et de croire que les moyens que la prudence avait mis en usage pour nous préserver des autres contagions devaient également être mis en usage contre elle ; ce que la raison dictait, l'expérience l'a prouvé. Si l'on veut donc se préserver de la variole, il n'y a point de milieu ; il faut se conduire à son égard comme on le fait à l'égard de la peste et des autres maladies contagieuses, c'est-à-dire qu'il faut la séquestrer, lui tracer une ligne de démarcation qu'elle ne doit pas dépasser.

La vaccine et la séquestration sont les vrais préservatifs de cette redoutable maladie, les seuls infaillibles, et qui peuvent réellement nous mettre à l'abri de ses attaques.

Dans un ouvrage imprimé à Amsterdam en 1776, bien avant

la découverte de Jenner, et dû au docteur Paulet, célèbre médecin de Paris, nous trouvons des faits très-curieux relativement à
la puissance de la séquestration des varioleux. Ce médecin rapporte que son frère, habitant de Saint-Quentin en Picardie, con-
naissant les grands avantages des principes de la raison, voulut
en profiter pour se mettre à l'abri de la contagion varioleuse qui
régnait dans son endroit en 1774; en conséquence, il recom-
manda à ses gens de ne point fréquenter les varioleux, et, par
ce moyen, sa famille fût entièrement préservée de la contagion,
ainsi que tous les gens de son quartier. Il rapporte encore que,
dans une autre occasion, un capucin venant de Laon, où la variole régnait, fut attaqué lui-même de cette maladie en arrivant
à Saint-Quentin, et que néanmoins la contagion ne fit aucun
progrès dans le couvent ni dans la ville, parce qu'on avait eu
l'attention de traiter le malade à part, et de ne point le laisser
communiquer avec personne. Il cite qu'à Paris, M. Joly de Fleury
préserva son hôtel de la contagion varioleuse en faisant transporter son neveu à la campagne aussitôt qu'il fut atteint de la
variole. Il cite encore Dionis, régent de la Faculté de Médecine
de Paris, qui préserva de la contagion tous les capucins du grand
couvent de la place Vendôme, en séquestrant son varioleux.

Enfin le docteur Paulet rapporte le fait suivant, qui mérite la
plus grande attention. A la Salpétrière, où l'on élevait plus de
deux mille filles qu'on prenait à l'âge de 2 ou 3 ans, et qu'on
gardait ensuite jusqu'à l'âge de 15 à 16 ans, ainsi qu'à la maison
de la Pitié, où l'on élevait aussi jusqu'à seize cents garçons du même
âge, on n'y voyait jamais d'épidémie varioleuse, parce qu'aussitôt qu'on apercevait quelqu'un attaqué de cette maladie, on le
transportait de suite à l'hôtel-Dieu, et, par ce moyen bien
simple, on a toujours garanti de la contagion ces grands rassem-
blements d'enfants, quoique ce fût précisément à cet âge qu'on
était le plus disposé à la contracter; aussi, dit-il, depuis plus
d'un siècle, on voyait sortir par milliers, de ces deux maisons,
presque tous ces enfants sans avoir eu la maladie.

Ces faits prouvent le moyen puissant que les administrations
ont entre leurs mains pour préserver les populations de la contagion de la variole. Mais ils sont anciens, et frapperont moins,
peut-être, que ce qui se passait, avant l'épidémie de 1862, dans
le département de la Gironde.

Envoyé par M. le Préfet à Castelnau, au mois de septembre

1853, le docteur Levieux apprit sur les lieux que l'hôpital Saint-André venait d'être encore le point de départ des épidémies de Carcans, d'Hourtins, d'Avensan, de Castelnau et d'autres communes de l'arrondissement de Lesparre.

La séquestration des varioleux dans cet hôpital lui parut tout d'abord être le meilleur moyen d'éteindre, pour l'avenir, le principal foyer de la contagion, et de prévenir, par cela même, le retour de pareilles calamités.

L'auteur de cette importante mesure en avait bien compris toute la gravité ; il le dit lui-même dans un de ses rapports annuels au conseil d'hygiène et de salubrité : « Il ne s'agissait pas seulement de dispositions particulières à faire prendre, de constructions plus ou moins importantes à obtenir, d'emménagements nouveaux à réclamer ; il s'agissait surtout de porter atteinte, jusqu'à un certain degré, à la liberté individuelle, en imposant à chaque malade une séquestration complète, sans communication possible avec ses parents ou ses amis, à dater du jour de l'admission jusqu'au jour de la sortie, qui elle-même cessait d'être libre. »

En présence des heureux résultats qu'il y avait lieu d'en attendre, et dans un but général, M. le Dr Levieux n'hésita pas à en faire l'objet d'une proposition spéciale qu'il soumit au Conseil d'hygiène publique, et à laquelle celui-ci s'associa avec empressement. M. le Préfet la prit en telle considération, que, trois jours après la proposition qui venait de lui être faite, ce magistrat envoyait la lettre suivante à la Commission administrative des hospices civils de Bordeaux :

« Messieurs,

» Une épidémie variolique règne depuis quelques mois à Castelnau et dans les communes environnantes. D'après les renseignements que j'ai recueillis, elle aurait été importée dans ces localités par des personnes sortant de l'hôpital Saint-André de Bordeaux, où elles auraient contracté cette maladie. Je vous prie de prendre des dispositions nécessaires pour que les varioleux soient tenus, dans cet hôpital, dans l'isolement le plus complet.

» *Signé* DE MENTQUE, préfet de la Gironde. »

En général, la principale cause de découragement des sociétés qui ont le droit et la mission de s'occuper de la santé et de l'hygiène des populations, c'est que leur voix se perd dans le désert, que les efforts les plus désintéressés n'aboutissent à rien, et que leurs plus utiles rapports sont enterrés avec soin dans les cartons d'une mairie ou d'une préfecture. Il n'en fut pas ainsi pour la proposition du Conseil d'hygiène, et la mesure réclamée par lui avec beaucoup d'instances, adoptée depuis longtemps en principe, fut enfin mise en vigueur au mois de janvier 1857.

Pour se faire maintenant une idée de la portée du service rendu par la séquestration, il faudrait pouvoir comparer le nombre des varioleux, depuis l'adoption de cette mesure jusqu'en 1862, à celui des varioleux qui étaient constamment disséminés dans les salles de l'hôpital Saint-André. Or, il résulte des statistiques approximatives pendant une période de 18 ans, qu'on arrive à une moyenne de 170 affections varioliques par an. Consultons, maintenant, le *Compte-Rendu général des services médicaux et chirurgicaux de l'hôpital Saint-André, pour l'année 1857,* par le docteur Denucé :

« Quant aux varioles et varioloïdes, dit-il, elles sont représentées par le chiffre très-faible de 44. Et ici une remarque très-importante mérite d'être consignée. Longtemps l'hôpital Saint-André a été une sorte de foyer d'infection de variole. Je n'ai pu me procurer le chiffre exact qui exprime le nombre des malades atteints de cette terrible affection ; mais il résulte des communications faites à la réunion médico-chirurgicale que ce nombre dépassait toujours celui de la fièvre typhoïde. Dans l'année 1857, une mesure nouvelle a été prise : des salles spéciales ont été créées pour les varioleux, afin qu'il fût toujours possible d'isoler les malades atteints de variole. Cette mesure n'a pas tardé à porter ses fruits. Les résultats déjà obtenus depuis son application en confirment la sagesse. En effet, depuis le jour de la création de ce nouveau service, au mois de mars 1857, jusqu'au 1er janvier 1858, il n'a reçu que 33 hommes et 11 femmes ; sur ce nombre, 21 varioles, 11 varioloïdes et 12 varicelles ; soit 44, dont un seul mort. L'entrée de presque tous les malades remonte à l'ouverture du service des varioleux ; ils venaient des diverses salles de l'hôpital. De mars en septembre, il n'est entré dans les salles des varioleux que quelques varioloïdes et varicelles sans gravité, et, depuis le mois de septembre jusqu'à ce jour, il n'y a plus eu une seule admission. »

Voilà donc un résultat inattendu : des salles sont ouvertes aux varioleux; 40 varioleux environ existent dans l'hôpital en ce moment. Dès qu'ils sont isolés, la force de contagion semble s'épuiser; et, au bout de quelques mois, il arrive que, par le fait seul qu'il existe des salles de varioleux, il n'y a plus de malades pour les remplir. Si ce résultat se confirme par l'expérience des années qui vont suivre, il fournira un renseignement précieux sur la manière dont on doit se conduire dans tous les cas où il existe une agglomération d'individus, sitôt que l'un d'eux est frappé.

Le compte-rendu pour l'année 1858, par le docteur Moussous, ne signale pas un seul cas ni de variole, ni de varioloïde, sur un chiffre de 5,707 malades.

Celui de l'année 1859, par le docteur Henri Gintrac, signale 5 cas de varioloïde, pas une seule variole, sur un total de 6,113 malades.

Enfin, en 1860, cet heureux résultat ne s'est pas démenti. 2 cas de variole et 2 de varioloïde ont été traités à l'hôpital Saint-André.

Si nous consultons, maintenant, les *prima-mensis* de la Société de Médecine, dans lesquels chaque membre s'occupe des maladies qui ont régné le mois précédent, nous voyons que nos registres contiennent, à l'égard de la variole, une série intéressante d'observations. Jusqu'à l'année 1857, il ne se passait pas de mois que quelque cas de cette maladie ne fût signalé dans la ville de Bordeaux; et, dans la dernière Notice annuelle de notre regrettable Burguet, en 1856, la variole et la varioloïde faisaient encore des victimes dans plusieurs quartiers, en se compliquant de pourpre hémorrhagique. Or, depuis 1857, ni les procès-verbaux, ni les Notices de chaque année, ne signalent plus aucun cas de variole jusqu'à l'épidémie de 1862.

Ainsi donc, par le seul fait de la séquestration, la contagion avait cessé, et la variole, cette hideuse affection, n'était plus inscrite, non-seulement sur le cadre nosologique de l'hôpital Saint-André, mais non plus sur celui de la ville de Bordeaux. Ce sont ces résultats qui faisaient dire au savant rapporteur de l'Académie impériale de Médecine les paroles suivantes : « A ce point de vue, le département de la Gironde est plus avancé que celui de la Seine. Nous avons demandé en vain un place distincte pour la variole; mais les plus utiles réformes sont souvent les plus lentes à se faire. »

Ces considérations dans lesquelles nous venons d'entrer étaient

nécessaires pour faire comprendre comment l'épidémie de variole
de 1862 a fait son apparition dans notre ville. Dans la séance du
1er septembre 1862, notre collègue le docteur Dupuy vous disait :
« Il y a cinq ans, on a établi un service spécial pour les varioleux, afin de les isoler aussi complètement que possible. Depuis
lors, comme la variole ne se montrait plus, on s'est relâché des
prescriptions réglementaires. » Cette réflexion n'était que trop
vraie ; les faits vont le prouver.

Variole à l'hôpital Saint-André.

Pendant l'année 1861, il n'y avait eu que sept cas de varioloïde
légère à l'hôpital Saint-André, lorsque, le 14 novembre de cette
année, entra dans la salle des varioleux le nommé John Quinef,
anglais, matelot à bord de la *Canadian-Leifs ;* il était atteint
d'une variole confluente grave. Le second malade fut le nommé
Wistan (Urbain), demeurant rue d'Albret, 27, entrant à l'hôpital, le 24 novembre, pour une variole confluente. Enfin, le 29
du même mois, Peter Bell, âgé de 24 ans, matelot anglais à bord
du même navire que Quinef, qui eut aussi une variole grave. Il
aurait été intéressant de rechercher si Wistan n'avait pas eu
quelques rapports avec l'hôpital depuis l'arrivée de Quinef, ou
avec le navire à bord duquel étaient embarqués les deux Anglais
varioleux ; mais nos recherches à cet égard n'ont pas eu de résultat, Wistan ayant quitté Bordeaux.

Ce qu'il y a de positif, c'est que, depuis ce moment jusqu'au
1er janvier 1862, 8 sujets atteints de variole plus ou moins grave
entrèrent à l'hôpital Saint-André, sans compter les malades ou
employés de la maison qui furent atteints pour s'être approchés de
la salle des varioleux, entre autres un homme qu'on faisait tra-
vailler journellement dans une pièce voisine, puis des femmes
chargées de nettoyer le linge, qui passaient constamment dans
la salle ou les corridors voisins des varioleux. Aussi, au 1er janvier 1862, la variole avait repris droit de domicile à l'hôpital, et
nous tenons de l'un des chefs du service médical que deux malades gravement atteints étaient sortis de l'hôpital, la période de
dessiccation n'étant pas complète. La maladie a existé toute l'année ; mais les cas les plus nombreux ont été observés depuis les
premiers jours de juillet, c'est-à-dire au moment où l'épidémie
sévissait en ville.

Il est entré à l'hôpital Saint-André, pendant l'année 1862, 169 varioleux, dont 106 hommes et 63 femmes. Sur ce chiffre, il y a eu 10 décès pour les hommes et 8 pour les femmes. Les statistiques n'ont pu nous fournir aucune précision sur les individus vaccinés ou non vaccinés.

Tableau de la variole à l'hôpital Saint-André pendant l'année 1862.

ENTRÉS du 1er janvier au 31 déc.			SORTIS du 1er janvier au 31 déc.			DÉCÈS			RESTANTS le 31 décembre		
hommes	femmes	TOTAL	hommes	femmes	TOTAL	hommes	femmes	TOTAL	hommes	femmes	TOTAL
106	63	169	83	49	132	10	8	18	13	6	19

Hospice des Enfants.

L'origine de l'épidémie qui a éclaté sur l'hospice des Enfants a été facile à constater. D'après les notes fournies par le docteur Garat, médecin de cet hospice, il résulte que, dans les derniers jours de décembre 1861, une femme mourut de la variole à l'hôpital Saint-André; elle venait d'accoucher, et son enfant nouveau-né mourut lui-même de la même maladie. L'interne de l'hospice des Enfants, ayant fait l'autopsie de ce dernier, se piqua l'index de la main gauche; une pustule variolique se développa sur le lieu même de la plaie; étant vacciné, il n'eut qu'une varioloïde légère, qui se manifesta par quelques pustules disséminées sur la face et le corps.

Cet interne n'habitait pas l'hospice des Enfants, mais un appartement voisin. Il fut soigné par un infirmier de la maison, vacciné, qui ne tarda pas à présenter lui-même les symptômes d'une varioloïde légère. Le 10 janvier 1862, époque de la période de dessiccation chez cet infirmier, l'épidémie apparut dans le quartier des garçons, où successivement, mais par groupes, 32 sujets furent atteints, 21 de varioloïde bénigne et 11 de variole. Il n'y eut aucun décès; les 11 sujets atteints de variole n'avaient pas été vaccinés.

Du quartier des garçons, l'épidémie envahit celui des filles; 11 furent atteintes, et une seule, non vaccinée, qui était entrée pour une ostéite pendant le cours de l'épidémie, succomba à la suite d'une variole confluente.

Enfin, à la Crèche, où la population est extrêmement chétive, sur 11 enfants des deux sexes atteints par la maladie, 3 succombèrent; l'un d'eux avait une syphilis constitutionnelle, et n'avait pas été vacciné; tous les autres étaient vaccinés.

Il y eut, chez les garçons, un cas de récidive; les deux affections varioliques furent sans gravité, et les traces à peine visibles. En avril, l'épidémie avait complètement cessé; et, depuis cette époque, quoique l'hospice fût situé au centre des quartiers les plus éprouvés, aucun nouveau cas n'a été signalé.

Ainsi, sur une population groupée dans un seul local, et qui oscille entre 300 et 350 personnes toutes vaccinées, 65 sujets furent atteints, la plupart de varioloïde légère; le seul cas de mort, chez les adultes, fut chez une fille non vaccinée. Les trois autres appartiennent à des nouveau-nés dont la santé est la plus déplorable.

Tableau de la variole à l'hospice des Enfants.

FORME DE L'ÉRUPTION		Nombre de cas	Guéris	Morts	Vaccinés	Non vaccinés
Variole	Garçons	11	11	"	"	11
	Filles	1	"	1	"	1
	Crèche	1	"	1	"	1
Varioloïde	Garçons	21	21	"	21	"
	Filles	21	21	"	21	"
	Crèche	10	8	2	10	"
	Totaux	65	61	4	52	13

Hospice de la Maternité.

Une seule femme vaccinée fut atteinte de varioloïde après ses couches; elle fut immédiatement transportée à l'hôpital Saint-André, dans la salle des varioleux. Aucun autre cas ne s'est manifesté dans cet hospice, où l'on a la bonne précaution de vacciner tous les enfants aussitôt après leur naissance.

Hôpital militaire.

Depuis plusieurs années, la variole n'avait paru dans cet hôpital. Les détails sur cette maladie et sa proportion parmi les soldats de la garnison, votre commission les doit à l'obligeance du docteur Lasserre, médecin-major de l'hôpital militaire. Le 3 août 1862, on transporta le premier malade ; depuis ce moment jusqu'au 12 novembre, où l'épidémie s'est terminée, 43 soldats ont été atteints par la maladie. La variole a été, en général, bénigne dans sa forme autant que dans sa terminaison. Les varioloïdes ont constitué un peu plus des deux tiers des cas. La mortalité a été à peu près nulle ; le seul homme qui ait succombé a été atteint vers le commencement de l'épidémie : l'éruption n'a pu suivre sa marche ordinaire ; le surlendemain de l'entrée à l'hôpital, le coma a succédé à une rachialgie violente, à des vomissements bilieux, accompagnés d'une éruption de pustules violacées ; quelques heures après, la mort survenait.

Voici, d'après la date d'entrée, comment doit être réparti le chiffre de ces varioleux :

Août	2	Octobre	31
Septembre	6	Novembre	4

Ainsi c'est en octobre que l'épidémie a plus particulièrement sévi. Dans la première dizaine du mois, 18 entrées ; à partir du 10, l'épidémie est entrée dans la période de déclin.

Tous ces hommes étaient vaccinés avant leur incorporation ou l'ont été au corps ; il est vrai de dire que trois l'avaient été sans succès. Tous les infirmiers vaccinés ont été complètement à l'abri de la contagion. Les 43 soldats appartiennent uniquement au 88e de ligne.

Le casernement était important à connaître ; ces renseignements ont été fournis par M. Haicaut, médecin-major du régiment :

Caserne Saint-Raphaël	40
— Ségur	2
— des Fossés	1

C'est dans la caserne qui avoisine l'hôpital Saint-André que s'est tout spécialement appesanti le fléau, c'est de là que sont arrivés les premiers malades ; la majorité occupait les chambrées du pavillon limitrophe à l'hôpital. Un fait important résulte de l'épidémie de l'Hôpital militaire : sur 43 soldats vaccinés, il y a eu 30 varioloïdes, maladie essentiellement bénigne qui survient plusieurs fois dans la vie, chez les sujets vaccinés comme chez ceux déjà atteints de la variole.

Le chiffre de 40 malades fournis par la caserne Saint-Raphaël, voisine des salles des varioleux de l'hôpital Saint-André, prouve encore la force de contagion de cette affreuse maladie, et vient sanctionner l'importante mesure de la séquestration.

Tableau de la variole à l'Hôpital militaire.

FORME DE L'ÉRUPTION	Nombre de cas	Sortis guéris	Convales- cents	Morts	Restants au 29 novemb	Vaccinés	Vaccinés sans succès
Variole simple......	7	1	5	//	1	5	1
— confluente......	5	2	2	//	1	5	//
— maligne.........	1	//	//	1	//	1	//
— varioloïde	30	27	//	//	3	26	2
Totaux.........	43	30	7	1	5	37	3

Marche de l'épidémie dans la ville de Bordeaux.

Dans les derniers jours d'avril 1862, des bruits d'une épidémie de variole se répandirent dans le quartier sud dit du Saugeon; sous l'influence de la frayeur, ils prirent bientôt de grandes proportions et furent exagérés. Pour nous rendre un compte exact de la gravité de la maladie, nous parcourûmes toutes les rues de ce quartier, entrant dans chaque maison, et nous parvînmes au premier cas de variole. Il s'était manifesté à la fin d'avril, chez une jeune fille de 17 ans, non vaccinée, habitant la cité Saint-Georges; dans une chambre voisine se trouvait un enfant de 2 ans, non vacciné, qui était atteint d'une variole confluente. En parcourant les nombreux logements qui forment cette cité ouvrière, nous trouvâmes bon nombre d'enfants non vaccinés, et qui devaient être un aliment à la propagation du fléau; ils furent bientôt tous vaccinés.

Au sud de la gare du Midi, la maladie s'était déjà propagée par contagion par l'entremise des visiteurs. Rue Caussade, n° 7, l'enfant Barre, non vaccinée, âgée de 7 ans, venait de succomber à une variole confluente; et dans la même chambre se trouvait sa mère, non vaccinée, enceinte de cinq mois, atteinte de la maladie, et qui mourut quelques jours après. Notre premier soin fut de vacciner le père et les autres enfants, qui furent préservés de la contagion.

Cette excursion, qui n'avait d'autre but que d'arriver à l'origine de l'épidémie et de l'éteindre sur place par les vaccinations, nous fit découvrir d'autres malades dans les rues des Terres-de-Bordes, Morion, Grammont; et, vers la fin de mai, presque toutes les personnes qui, par négligence ou préjugé, étaient restées étrangères à l'opération de la vaccine, étaient vaccinées. Mais bientôt l'épidémie, momentanément éteinte, se répandit dans d'autres quartiers, et en suivant constamment le côté sud de la ville, embrassant les paroisses Sainte-Croix, Saint-Michel, et surtout Saint-Nicolas. Jusqu'au mois d'août, des cas isolés apparurent disséminés dans plusieurs rues; mais, à cette époque, alors que nous étions sous l'influence d'une température élevée et d'une chaleur vive, la variole prit plus d'extension et une gravité qu'elle n'avait pas eue. La maladie frappa ses coups sur des individus isolés presque avec autant de fureur qu'elle en mettait autrefois à sévir sur un plus grand nombre. Si son champ fut moins étendu, elle ne perdit rien des caractères qui la rendaient, avant Jenner, l'effroi des populations.

Il résulte des faits que nous avons constatés, et des rapports qui ont été obligeamment envoyés à la commission de la Société de Médecine par les docteurs Labatut, de Biermont, Bensse, Legros, qui voyaient un grand nombre de varioleux dans ces quartiers, que l'éruption débutait parfois difficilement, et après plusieurs jours d'une fièvre qui frappait de congestion soit les organes de la poitrine, soit ceux de la tête. Les pustules étaient rapprochées, confluentes; elles ne parcouraient pas toujours sans entraves toutes les phases de leur développement; l'époque de leur suppuration fut parfois suivie de leur affaissement, de leur délitescence, et de tous les dangers qui suivent ces accidents. Plusieurs malades succombèrent à la fin du premier septénaire ou dans les premiers jours du second.

Dans le début de l'épidémie, la variole offrit les caractères les plus pernicieux; elle révéla en soi un principe d'adynamie et de putridité qui reliait entre elles les différentes individualités pathologiques. On vit plusieurs cas de variole noire; alors l'éruption était confluente, mais les pustules restaient petites, aplaties, elles prenaient une teinte noirâtre; la face et les mains ne se tuméfiaient pas à l'époque où leur gonflement prédit une marche régulière; un délire fugace survenait, des soubresauts de tendons s'ajoutaient à ce fâcheux symptôme, le pouls s'affaiblissait; les malades mouraient dans le premier septénaire.

D'autres fois, les pustules avaient un aspect cramoisi à leur base, l'intervalle qu'elles laissaient entre elles était couvert de taches pourprées; c'est dans cette variété surtout qu'apparaissent les hémorrhagies, presque toujours mortelles. Le sang s'exhalait des capillaires de la bouche, et laissait, en séchant, des croûtes épaisses sur la langue, sur les gencives; ces croûtes tapissaient aussi le voile du palais, la face interne des joues, concourant, par leur épaisseur et leur rigidité, à rendre la respiration plus difficile.

Il résulte, des documents énoncés dans le rapport du docteur Labatut, que cet honorable médecin a constaté, sur un chiffre de 72 varioleux, des accidents de toute espèce, tels que délire, angine, diarrhée, orchite variolique, kératite, abcès, furoncles nombreux, rachialgie violente. La confluence de l'éruption a toujours été proportionnelle à l'intensité de la céphalée, de la fièvre, de la rachialgie et de la rapidité de la manifestation cutanée.

Le génie épidémique prenait une gravité croissante au contact de l'affection : c'est ce qui a été observé surtout dans les familles Latanet, rue Grammont, 23; Seigue, rue Bergeon, 26; Barrière, rue de la Fusterie, 47. Ces trois familles ont fourni 14 varioleux. (Rapport du docteur Labatut.)

Le docteur Legros a observé des faits qui méritent d'être signalés :

1º Ussel (Georges), âgé de 5 ans, rue Fonfrède, 28, *non vacciné*, est atteint d'une variole confluente. Appelé au septième jour de la maladie et au cinquième de l'éruption, le docteur Legros trouva le malade dans le délire; épistaxis, fièvre intense, plaques bleuâtres sur tout le visage, angine très-forte. Médication active, boissons mucilagineuses, vésicatoires aux jambes, chlorate de potasse, etc. Le lendemain, la fièvre était moins forte, la déglutition plus facile, le délire avait cessé. Même état jusqu'au dixième jour de l'éruption. Le onzième jour, le malade meurt subitement.

2º Ussel (Gaston), frère du précédent, âgé de 3 ans, *non vacciné.* Variole confluente, trois jours d'incubation, l'éruption se faisant régulièrement; mais, au quatrième jour, affaissement des pustules, teinte violacée de la face, et mort rapide dans la nuit.

3º Ussel (Raoul), âgé de 20 mois, *non vacciné*. Variole confluente. La marche de la maladie n'a pu être suivie, l'enfant ayant été envoyé à la campagne, dans l'espoir de le soustraire au foyer de l'infection.

Le docteur Bensse a observé également un malade dont la mort est arrivée subitement; il l'attribue à la résorption purulente. Le 16 septembre, il fut appelé chez M. Lefèvre, rue Lalande, nº 27, âgé de 28 ans, vacciné dans son enfance, atteint d'une varioloïde. L'éruption se faisait presque sans fièvre, les pustules étaient bien formées, quelques-unes dans la bouche, sans nuire ni à la déglutition, ni à la respiration. Le cinquième jour, au moment de pouvoir annoncer la convalescence, il survint subitement une douleur de tête légère avec prostration des forces, et la mort fut instantanée.

Un fait intéressant entre tant d'autres mérite de prendre place dans ce rapport; il a été observé par notre collègue le docteur de Biermont. Dans la rue de Grammont, nº 23, vivaient trois familles : ce sont trois sœurs mariées avec Réault, Vidal et Latanet. Vidal et Réault sont seuls vaccinés. Les cinq autres personnes, en y comprenant la fille de Réault, non vaccinées, ont eu la variole confluente. Vidal a eu une varioloïde légère, et Réault, qui vivait au milieu de ce foyer d'infection, n'a eu qu'une légère fièvre sans éruption.

Il s'est passé, dans cette épidémie, ce qui avait été observé dans pareilles circonstances : des faits de contagion de la variole à d'anciens varioleux vivant au milieu de vastes foyers d'infection. Dès lors, n'est-il pas déraisonnable d'exiger plus de la vaccine que de la variole elle-même?

La variole n'a pas frappé indistinctement et au hasard dans tous les quartiers; elle a attaqué surtout les anciens vaccinés, et a respecté les nouveaux. Sur 30 enfants atteints de variole qui sont mentionnés dans le rapport du docteur Labatut, 26 n'avaient pas été vaccinés, et les 4 autres n'ont eu qu'une varioloïde légère.

Ces faits prouvent une fois de plus la parenté morbide de la variole et du vaccin, la possibilité de la récidive et la nécessité des revaccinations, même chez les individus qui ont eu la variole; car personne ne peut dire pour combien de temps l'une et l'autre peuvent préserver l'homme de l'atteinte de cette terrible affection.

Comme dans toutes les épidémies varioleuses, on a vu, dans

celle de 1862, un grand nombre de varioloïdes à côté des varioles dans le même quartier, dans la même habitation. Tous les faits de varioloïde que nous avons observés, ou qui ont été consignés dans les rapports de nos confrères, confirment l'opinion admise aujourd'hui sur la nature de cette éruption. On ne peut méconnaître l'identité du principe qui la produit avec celui qui engendre la variole. La varioloïde est la sœur de la variole, sœur avortée, deuxième degré de la maladie, degré mitigé, moins grave et moins long, exempt de la période de suppuration et de marques visibles, comme dans le premier degré. Le virus de la varioloïde inoculé de bras à bras à des enfants qui n'ont eu ni variole, ni vaccine, donne lieu à l'apparition de la variole parfaitement caractérisée; et si des personnes non vaccinées se trouvent en contact avec un individu atteint de varioloïde, elles auront la variole. Les faits abondent dans cette épidémie, et ne peuvent être mis en doute.

On a rencontré sous le même toit, dans la même chambre, des personnes dont les unes avaient été vaccinées et dont les autres ne l'avaient jamais été : chez les premières, l'éruption offrit tous les caractères de la varioloïde, tandis que les secondes eurent dans le même temps une variole bien franche. Il s'établissait entre elles une influence réciproque qui tendait, dans un cas, à affaiblir le principe contagieux, et, dans l'autre, à lui donner son énergie. Il règne encore une certaine confusion dans certains esprits sur la varicelle, la varioloïde et la variole, et cependant une observation rigoureuse peut bientôt les discerner.

La varicelle est une maladie distincte, toute spéciale, frappant sans préférence les sujets ayant eu ou non auparavant, soit la variole, soit la vaccine, et offrant des boutons vésiculeux dont le liquide inoculé ne donne lieu à aucun accident. La varicelle est donc une éruption essentiellement différente de la variole et de la varioloïde quant à sa nature, et l'on peut voir survenir cette maladie chez un sujet vacciné, sans être en droit de rien préjuger contre la vaccine, car cette dernière n'a aucune prise sur la varicelle. La varicelle parcourt ses périodes dans un septénaire; ses vésicules sont brillantes, non ombiliquées; à leur disparition existe une croûte légère, lamelleuse, qui se détache, en général, au bout de deux ou trois jours, sans laisser de traces.

S'il existe, entre la variole et la varioloïde, des points de ressemblance, il existe aussi des différences qui semblent es-

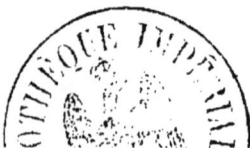

2

sentielles. Ainsi, pour parler de ces dernières, les accidents de début sont toujours moins intenses dans la varioloïde que dans la variole. La marche de la première est plus rapide dans toutes ses périodes. La fièvre de suppuration, qui toujours menace d'un danger imminent dans la variole, ne se développe jamais dans la varioloïde; enfin la mortalité n'établit aucune proportion entre l'une et l'autre de ces maladies.

Mais le seul caractère véritablement essentiel de ces deux affections, le seul qui soit irrécusable, consiste, non pas dans la rareté des pustules dans la varioloïde et leur abondance dans la variole, car il est des varioles avec des éruptions très-peu abondantes, mais bien dans l'irrégularité du temps que l'une et l'autre mettent à parcourir leurs diverses périodes, la varioloïde finissant les siennes en moitié moins de temps, à peu près, que la variole proprement dite. Ce caractère est constant.

Dans l'épidémie de 1862, la varioloïde a présenté, comme la variole, des degrés différents, et parfois elle a été accompagnée ou suivie de complications graves.

De toutes les maladies éruptives, celle sur laquelle la grossesse a la plus fâcheuse influence est la variole; et, d'après quelques auteurs, elle se terminerait presque constamment par la mort, surtout quand elle détermine l'avortement. D'après M. Chaigneau (thèse 1847), il est important d'établir, au point de vue du pronostic, une distinction entre la variole confluente et la variole discrète, et surtout entre celle-ci et la varioloïde. La variole confluente, si grave hors l'état de grossesse, est encore plus redoutable pendant la gestation, et se termine souvent par la mort. La varioloïde peut bien amener l'avortement ou l'accouchement prématuré, mais se termine presque toujours par la guérison. L'épidémie de 1862 nous a donné la preuve de l'exactitude de cette distinction pour le pronostic. Nous avons vu, dans la rue Caussade, n° 7, la femme Barre, âgée de 35 ans, non vaccinée, atteinte d'une variole confluente au sixième mois de sa grossesse. Elle mourut au septième jour de cette maladie.

Dans la rue Maucaillou, 13, nous avons donné des soins à la nommée Marthe, âgée de 24 ans, enceinte de trois mois, et vaccinée; elle eut une varioloïde discrète, avec douleurs très-vives dans les reins; elle avorta à la période de dessiccation.

Enfin la femme Levraud, âgée de 22 ans, vaccinée, enceinte de huit mois, eut une varioloïde qui suivit toutes ses phases, et l'accouchement se fit à terme sans accidents. L'enfant était fort et vivace.

Dans les notes qui nous ont été remises par le docteur Labatut, nous avons trouvé le fait de la femme Laboubée, âgée de 28 ans, vaccinée, demeurant rue Laffitte, n° 23, enceinte de cinq mois, qui fut atteinte d'une variole discrète, et la guérison se fit sans avortement;

L'observation de la femme Guitard, âgée de 32 ans, vaccinée, demeurant chemin de Pessac, enceinte de six mois, qui fut atteinte d'une variole discrète, et présenta, à la période de suppuration, des accidents très-graves. L'avortement n'eut pas lieu, et, depuis, l'accouchement s'est fait très-heureusement; l'enfant n'a rien présenté de particulier.

Plusieurs auteurs ont pensé que les douleurs lombaires, si vives dans la première période de la variole, avaient une grande influence sur la production de l'avortement. Cazeaux pense, avec M. le Dr Chaigneau, que c'est surtout lorsque déjà les pustules sont en pleine suppuration, lorsqu'apparaît la fièvre secondaire, et avec elle les graves symptômes qui l'accompagnent, que survient l'avortement.

Telle est la subtilité de la contagion de la variole, qu'elle n'attend pas toujours que l'enfant soit né pour l'atteindre.

Les exemples de variole congénitale ne sont pas communs. L'épidémie de 1862 ne nous en a fourni aucun exemple. Tantôt la petite vérole s'empare de la mère, qui la transmet au fruit qu'elle porte; tantôt, et le plus souvent, la contagion respecte la mère, et va frapper directement l'enfant. Dans son *Traité des maladies des femmes grosses*, Mauriceau nous apprend que sa mère a été dans ce cas, et qu'il a eu la petite vérole avant de naître. Plusieurs faits de ce genre ont été publiés et parfaitement observés. Au mois de décembre 1842, le docteur Gérardin, médecin de l'hospice de la Maternité, mit sous les yeux de l'Académie de Médecine un enfant né dans cet hospice avec une variole confluente. Les pustules étaient si abondantes, que tout le corps en était couvert, et si avancées, qu'elles étaient en suppuration. La mère n'eut ni fièvre, ni éruption; elle avait été bien vaccinée. Dix ou douze jours avant d'accoucher, cette femme avait été à l'hospice de la Pitié faire visite à une de ses amies qui était couchée à côté d'un varioleux (*Bulletin de l'Académie royale de Médecine*, t. VIII, p. 297). Il est probable, dit M. Bousquet, que c'est dans cette visite qu'elle reçut le germe de la variole; ce germe, ne pouvant vaincre la résistance de la vaccine, traversa la mère sans l'atteindre, et pénétra jusqu'au fruit qu'elle portait dans son sein.

L'Académie tout entière vit cet enfant, et personne ne mit en doute la nature de l'éruption.

Quelques auteurs ont prétendu que, si la femme varioleuse n'avorte pas, l'enfant est exempt de la variole pour le reste de ses jours, à moins qu'il ne vienne au monde avant la maturité des boutons. Cette opinion n'est pas prouvée, et les faits la contredisent. Cazeaux cite l'observation de deux femmes enceintes qui furent inoculées de la variole. La variole fut discrète, la grossesse continua son cours, elles accouchèrent à terme de deux enfants bien portants qui, à l'âge de 3 ans, furent inoculés et eurent une variole régulière.

Traitement. — Nous savons tous que la petite vérole n'est pas de ces maladies dont on peut trancher brusquement le cours, et tous les efforts des médecins qui ont eu à soigner des malades ont tendu à la contenir dans de justes bornes. Le traitement le plus simple est souvent le plus heureux; ils sont rares, d'ailleurs, les médecins de notre époque qui ont encore le fanatisme de la théorie, et qui, dans l'espoir de maîtriser une maladie, font couler des flots de sang. Les boissons délayantes, les tempérants, une chaleur modérée, l'abstinence, tel a été le traitement de la période d'éruption des varioles normales. Dans la période de suppuration, aux boissons délayantes on ajoutait des bouillons et des toniques.

Le traitement des varioles compliquées a varié suivant la nature des symptômes qui prédominaient, et aussi ont nécessité une thérapeutique différente. Sangsues, vésicatoires, chlorate de potasse, calomel, quinquina, ont été employés.

Dans les notes fournies par le docteur Legros, nous trouvons le fait suivant: La nommée Antreux (Maria), âgée de 5 ans, est atteinte de prodromes de la variole six jours après la guérison de sa sœur, âgée de 8 ans, non vaccinée. Notre confrère remarqua les symptômes suivants : Le 1er septembre, il trouva la malade dans un coma très-grand, fièvre intense, douleurs vives à l'épigastre, vomissements fréquents. La mère crut convenable, dans la crainte d'un épanchement, de lui appliquer des sangsues aux malléoles. Le docteur Legros lui fit appliquer trois sangsues à l'épigastre, tisane sudorifique, vésicatoires aux jambes. Le lendemain, les vomissements étaient arrêtés, la fièvre et le coma persistaient. 5 centigrammes de calomel toutes les heures. Le 3 septembre, la face est couverte de petites élevures noires et rouges et vultueuses. Sinapismes aux jambes. Dès ce jour, la variole se manifesta très-régulière et suivit sa marche sans donner la moindre inquiétude.

Le docteur de Biermont a eu recours, dans presque toutes les varioles, à l'emploi de l'onguent mercuriel sur toute la face, et il attribue la guérison de l'enfant Vallette, âgée de 5 ans 1/2, non vaccinée, qui avait une variole confluente au plus haut degré, à l'usage de cette médication. Les phlegmasies des organes thoraciques et abdominaux, les ophthalmies avec ulcération de la cornée, les pharyngo-laryngites, la forme ataxique et pétéchiale, ont été combattues par une thérapeutique appropriée aux circonstances où se trouvaient les praticiens.

Mortalité. — Le chiffre total des individus atteints de l'épidémie de variole dans la ville de Bordeaux n'a pu être obtenu d'une manière complète. Mais il nous a été permis de pouvoir vous donner le chiffre de la mortalité. Notre collègue membre de la commission, le docteur de Sainte-Marie, s'est chargé de ce tableau des décès, et il a été complété, pendant son absence, par le docteur Crézonnet, qui le remplaçait comme vérificateur des décès.

Nous avons pensé qu'il serait avantageux et intéressant de classer ces documents en plusieurs tableaux dont on pourrait retirer des conclusions pratiques importantes.

Le chiffre total des décès, pendant l'épidémie de 1862, s'élève au chiffre de 109, et le plus grand nombre se trouve dans le quartier sud, où la variole sévissait avec le plus d'intensité. Ainsi, dans la rue Saint-Jacques, il y a eu 7 morts ; dans la rue Fonfrède, 6 ; dans la rue Beaufleury, 5 ; dans la rue Lafontaine, 4, etc.

Décès par mois.

Janvier	1	Mai	5	Septembre	27
Février	1	Juin	1	Octobre	20
Mars	2	Juillet	2	Novembre	18
Avril	2	Août	18	Décembre	12
				Total	109

Ainsi, c'est dans les mois d'août, septembre, octobre et novembre que le chiffre de la mortalité est le plus élevé ; c'est à cette époque que le fléau se propageait avec la plus grande intensité dans le quartier sud.

Décès, par année, des malades.

Dans la première année. 20

Dans la seconde année 14

De 2 ans à 10 ans. 26

De 10 ans à 20 ans. 6

De 20 ans à 40 ans. 33

De 40 ans à 60 ans. 9

Au-dessus de 60 ans 1
_____
Total 109

Décès chez les sujets non vaccinés.

Au-dessous de 10 ans. 59

De 10 ans à 20 ans. 5

De 20 ans à 40 ans. 31

De 40 ans à 60 ans. 6
_____
Total 102

Décès chez les sujets vaccinés.

A 8 ans. 1

18 ans. 1

23 ans. 1

25 ans. 1

34 ans. 1

36 ans. 1

46 ans. 1
_____
Total 7

L'examen de ces deux derniers tableaux nous montre combien la mortalité a été effrayante chez les sujets non vaccinés. 102 malades non vaccinés ont succombé. Il resterait à faire une enquête sérieuse sur les 7 autres, et à savoir s'ils étaient réellement bien vaccinés. Que de circonstances viendraient probablement infirmer leur valeur, si l'on voulait les faire passer à l'épreuve d'une sévère analyse !

La mort a été due à des complications extrêmement graves, telles que symptômes ataxiques, adynamiques, encéphalite, pneumonies aiguës.

C'est à la période de suppuration que la plupart des malades ont succombé. L'appareil fébrile prenait une intensité très-grave ; la tension de la peau devenait très-douloureuse ; le coma, le délire et d'autres manifestations plus graves, qui se rapportent aux complications, constituaient les symptômes généraux. Chez les enfants les plus jeunes, il y a eu des diarrhées très-abondantes et des dyssenteries.

Plusieurs cas de variole se sont compliqués de *purpura hœmorrhagica ;* tous ont été mortels.

Nous déplorons d'avoir à raconter une pareille calamité, surtout quand on ne peut accuser que l'aveuglement de notre population. Si nos concitoyens écoutaient davantage la voix amie de leurs médecins, la variole n'aurait pas trouvé parmi eux tant d'aliment à sa propagation. Doit-on s'étonner, dès lors, que la maladie ait rencontré tant de personnes qui ne pouvaient lui échapper ? Il ne faut pas s'étonner non plus que, le foyer épidémique acquérant une si grande étendue, la vaccine n'ait pas eu une vertu préservatrice assez puissante pour empêcher la varioloïde de se multiplier ; et même en acceptant des assertions respectables, qu'y a-t-il d'étonnant qu'elle ait laissé quelques personnes vaccinées exposées aux coups de la variole, lorsque nous avons été témoins, dans plusieurs maisons, de varioleux atteints une seconde fois de la variole ?

Pour assurer au vaccin toute sa vertu préservatrice, il faut prévenir les grandes épidémies de variole ; il faut répandre le virus vaccin, afin de réduire au plus petit nombre possible les personnes qui se soustraient à cette loi de l'hygiène publique ; il faut séquestrer les varioleux pour éviter que la contagion ne s'étende sur toute une population. Il est évident que plus il y a d'individus soustraits à l'insertion vaccinale et exposés à la variole, quand celle-ci apparaît dans une ville, dans un hôpital, plus le principe délétère prend de l'activité, de l'extension, et devient dangereux pour tous, pour les gens vaccinés comme pour ceux qui ont eu la variole.

DEUXIÈME PARTIE.

Marche de l'épidémie dans le département de la Gironde.

1º *Arrondissement de Bordeaux.*

Il n'était guère possible qu'une épidémie de variole sévît sur Bordeaux sans se propager dans les communes voisines et dans les divers arrondissemens de la Gironde. Nous devons les renseignements sur la marche de l'épidémie à l'obligeance de nos confrères, qui se sont empressés de nous envoyer les documents nécessaires à ce travail.

BÈGLES. — La variole se déclara, dans cette commune, au mois d'octobre, sur un jeune homme de 25 ans, *non vacciné.* Il succomba, au cinquième jour, d'une variole confluente. Une fille de 12 ans, non vaccinée, eut aussi une variole confluente, dont elle guérit. Deux autres jeunes filles, l'une âgée de 18 ans et l'autre de 20 ans, vaccinées, eurent une varioloïde légère.

Le sieur Menthau, aubergiste, vacciné, eut aussi une varioloïde ; ses deux enfants, non vaccinés, ne furent pas éloignés de la chambre du malade ; ils furent vaccinés quatre jours après l'éruption de leur père ; la vaccine réussit parfaitement, et ils furent à l'abri de la maladie, malgré leur séjour dans un foyer d'infection.

M. Dubertrand, médecin à Bègles, suppose que la variole est survenue dans cette commune sous l'influence du génie épidémique.

PESSAC. — Ce fut dans les mois de juillet et août que l'épidémie se fit ressentir à Pessac. Il y eut, d'après le rapport de M. Guiraud, médecin, 12 varioleux répartis dans trois maisons différentes : 4 dans la première, 7 dans la seconde, et un seul dans la troisième. 9 avaient été vaccinés, et ils eurent une varioloïde légère ; 2 enfants non vaccinés, âgés de 5 mois et de 15 mois, eurent une variole confluente dont ils guérirent ; et, enfin, le douzième, âgé de 58 ans, avait eu, dans son enfance, la variole, dont il portait les cicatrices ; il n'avait jamais été vacciné. La variole fut confluente, et il succomba au huitième jour de la maladie.

Ce dernier fait est très-intéressant, et prouve que l'on peut être atteint deux fois de la variole. Si donc l'inoculation variolique ne préserve pas toujours de cette maladie, si celle-ci n'est pas un préservatif contre une seconde, on n'est pas en droit d'exiger qu'une première inoculation du virus vaccin soit pour tous indistinctement et à tout jamais un préservatif assuré.

A Pessac, la variole s'est déclarée spontanément, et sous l'influence de la constitution épidémique. La première personne atteinte ne se rappelait pas avoir vu aucun varioleux ; quatre frères ou sœurs vaccinés, qui habitaient la même chambre, n'ont eu que des varioloïdes légères.

La Teste. — Vers la fin d'octobre, la variole apparut à La Teste. La femme Mersaut, âgée de 60 ans, non vaccinée, revint de Bordeaux, où elle avait séjourné quelques jours, avec une fièvre qui était le prodrome de la variole ; elle eut une variole pourprée à laquelle elle succomba. Son mari, du même âge, non vacciné, soigna seul cette malade, et contracta la variole. On le fit transporter à l'hôpital ; il eut une variole discrète dont il a guéri.

Ces deux faits, nous écrit le docteur Hameau, excitèrent le zèle de tous les médecins, auxquels du virus vaccin fut envoyé. On vaccina à La Teste et à Arcachon ; les sages-femmes elles-mêmes firent une propagande active parmi les paysans, et secondèrent parfaitement le zèle des médecins. La maladie se borna à ces deux cas.

2° Arrondissement de Blaye.

Saint-Paul. — La variole fit son apparition dans la commune de Saint-Paul, près Blaye, vers le milieu de septembre. 15 personnes furent atteintes par l'épidémie ; sur ces 15 personnes, 2 n'avaient pas été vaccinées ; elles sont mortes. L'âge des varioleux a varié de 18 à 55 ans.

Le germe de la maladie fut apporté de Bordeaux par une femme non vaccinée, qui, ayant été passer quelques jours dans cette ville, logeait dans une maison où sévissait le fléau. L'affection s'est déclarée quelques jours après son retour dans sa famille. Il y eut complication d'accidents cérébraux très-graves, et la maade a succombé.

Dans la semaine qui suivit le décès de cette femme, sept personnes furent atteintes de variole ; toutes lui avaient donné des soins. Les personnes malades communiquèrent à leur tour la variole ou la varioloïde à quelques membres de leurs familles.

MM. les Drs Régnier et Lacourtiade, auxquels nous envoyâmes du virus vaccin, pratiquèrent de nombreuses revaccinations avec le zèle le plus louable, et la transmission s'arrêta. Depuis le 20 octobre, il ne s'est produit qu'un seul nouveau cas.

De cette petite épidémie il nous a été signalé par le docteur Régnier, auquel nous devons ces documents, des faits bien encourageants :

1º La vaccine est généralement propagée à Blaye et dans les communes qui composent sa circonscription. Les enfants sont vaccinés presque tous, sans exception, dans la première année qui suit leur naissance.

2º La variole n'a atteint aucun individu au-dessous de l'âge de 18 ans ; et, cependant, dans les familles où il y a eu des varioleux, plusieurs enfants vaccinés vivaient et habitaient dans la chambre même où étaient couchés les malades.

3º Chez les personnes atteintes de la maladie, l'intensité du mal a été rigoureusement en raison directe de l'ancienneté de l'époque de la vaccination.

3º *Arrondissement de Bazas.*

La variole se déclara, dans cet arrondissement, au mois d'octobre.

LIGNAN. — Une femme de cette commune vint, à Bordeaux, rendre une visite à un de ses parents atteint de la variole ; quelques jours après son arrivée chez elle, les prodromes de la maladie se manifestèrent. Agée de 36 ans, vaccinée, elle eut une varioloïde. Pendant la maladie de cette femme, plusieurs personnes vinrent la visiter, et bientôt quatre autres habitants étaient victimes de l'affection. Tous vaccinés, ils n'eurent qu'une variole à marche régulière, et sont tous guéris. Par l'intermédiaire des visiteurs, la maladie se propagea à trois autres familles, et le chiffre des personnes atteintes s'éleva à douze. Il n'y a pas eu un seul cas de mort. Du virus vaccin envoyé à M. le Sous-Préfet et au Maire de Bazas fut distribué aux médecins et sages-femmes, et l'épidémie s'arrêta. D'ailleurs, la vaccine est propagée dans cet arrondissement avec le plus grand zèle, et les documents fournis à cet égard par M. Descazeaux, médecin du bureau de bienfaisance, ne donnent aucun doute à cet égard.

TOULÈNE. — Au mois de septembre, le docteur Ducros observa un cas de varioloïde légère chez une jeune fille vaccinée qui avait séjourné quelques jours à Bordeaux ; elle habitait la campagne à un kilomètre de Langon, dans une maison isolée.

FARGUES. — La variole fut importée dans la commune de Fargues, au mois de novembre, par une domestique non vaccinée qui tomba malade à Bordeaux, et fut dans sa famille pour être soignée ; à peine arrivée chez elle, elle eut une variole confluente ; la dessiccation eut lieu plus rapidement que dans les varioles ordinaires. Vers le dixième jour environ, son père, qui n'avait pas été vacciné, eut une variole confluente très-caractérisée ; il fut longtemps en danger. La mère, qui avait été vaccinée, eut à peine une soixantaine de pustules de varioloïde.

Le docteur Ducros, de Langon, à la bienveillance duquel nous devons ces renseignements, eut à traiter quatorze petites véroles dans cette commune, et dans le même quartier. Tous les malades étaient allés chez cette jeune fille. Les proches parents ont été les premiers atteints ; tous étaient vaccinés. Il y a eu un seul cas de mort, chez un homme de 40 ans qui avait eu déjà la variole. La maladie prit la forme hémorrhagique, et fut accompagnée d'un *purpura* très-intense ; quatre jours avant sa mort, ce malade s'était couché dehors sur le gazon. Les sujets atteints étaient de l'âge de 30 à 60 ans. Les enfants ont été épargnés. Une chose remarquable, nous écrit le docteur Ducros, c'est la lenteur qu'a mise à paraître l'éruption dans quelques cas, et l'intensité des prodromes, peu en rapport avec la bénignité de l'éruption ; chez deux individus, les pustules mirent douze jours à se manifester ; les souffrances étaient très-vives, et ne disparaissaient qu'à l'apparition d'une vingtaine de boutons.

LANGON. — Vers le milieu de décembre, deux cas de varioloïde légère se manifestèrent sur deux filles vaccinées, l'une âgée de 25 ans, l'autre de 12 ans. Du virus vaccin fut immédiatement envoyé, et les vaccinations et revaccinations commencèrent. D'ailleurs, la vaccine est généralement répandue à Langon et dans les communes voisines ; cette opération est exactement faite tous les ans.

PREIGNAC. — Au commencement de décembre, une femme de 45 ans, vaccinée, fut assister à la messe dans la commune de

Fargues, où régnait l'épidémie; quelques jours après, elle présenta les premiers symptômes d'une varioloïde discrète très-bénigne. Les pustules, écrit le docteur Godard, sont devenues très-larges, mais en petit nombre; la fièvre a été presque nulle.

4º *Arrondissement de La Réole.*

SAUSSAC. — L'épidémie de variole fut importée à Saussac par une femme qui venait de Bordeaux. Bientôt six personnes furent atteintes, trois hommes et trois femmes; la seule personne qui n'avait pas été vaccinée succomba à une variole confluente.

PELLEGRUE. — La maladie fut, à son tour, importée dans cette commune par un habitant qui avait été voir un malade à Saussac. Trois cas de varioloïde chez des sujets vaccinés furent soignés par le docteur Deynaud, auquel du virus vaccin fut envoyé, afin de pratiquer des vaccinations et des revaccinations dans ce canton.

5º *Arrondissement de Libourne.*

Depuis plusieurs mois, une épidémie de variole faisait de grands ravages dans la Charente-Inférieure, au voisinage de Laroche-Chalais. Bientôt elle s'étendit sur la limite extrême des trois départements de la Gironde, de la Dordogne et de la Charente-Inférieure; elle gagna Saint-Martin-de-Guscon (Dordogne), et quelques communes de la Gironde furent atteintes. Nous n'avons pu nous procurer que peu de renseignements sur cette épidémie, qui a été surtout meurtrière dans la Charente-Inférieure. Cependant le docteur Bazat-Deslauriers, de Saint-Antoine-sur-l'Isle, a pu nous fournir quelques documents.

SAINT-CHRISTOPHE-DE-DOUBLE. — Un grand nombre de personnes furent atteintes, et une partie de celles qui n'avaient pas été vaccinées succombèrent. La forme hémorrhagique a été fréquente et toujours mortelle. Quelques malades moururent à la suite de complications du côté du cerveau.

SAINT-ANTOINE-SUR-L'ISLE. — Trois enfants de 8 à 14 ans furent atteints de varioloïde légère; ils avaient été vaccinés. Les deux épidémies qui venaient des deux départements voisins et faisaient de nombreuses victimes, menaçaient d'envahir la plaine de l'Isle. Des vaccinations nombreuses furent faites par plusieurs médecins, et surtout par le docteur Bazat-Deslauriers, qui pratiqua 200 vaccinations ou revaccinations. Du virus vaccin ayant été envoyé à cet honorable médecin, ainsi qu'aux docteurs Lalanne et Deluze, de Coutras, et au maire de Chamadelle, menacé par le fléau, l'épidémie fut entièrement éteinte.

Il résulte de ce rapide aperçu sur la marche de l'épidémie de 1862 dans les divers arrondissements de la Gironde et des renseignements très-exacts qui nous ont été fournis :

1º Que, presque dans toutes les communes envahies par le fléau, le premier malade avait importé la variole de Bordeaux, preuve nouvelle de l'utilité de la séquestration. Lors de l'épidémie si meurtrière de 1821, qui fit dans notre ville et dans toute la Gironde tant de victimes, sur un rapport de la Société de Médecine, M. de Tournon, alors préfet, prit un arrêté, d'où nous extrayons l'article troisième à cause de son importance :

« M. le Maire, aussitôt qu'il aura été prévenu d'un cas de petite » vérole, fera visiter le malade par le médecin de la Mairie pour » constater le fait.

» M. le Maire fera apposer immédiatement après, sur la maison » dans laquelle est un malade de la petite vérole, une affiche en » papier noir, sur laquelle seront inscrits, en grandes lettres » blanches, les mots : *Petite vérole*, afin de prévenir les habi- » tants du danger des communications avec cette maison. Cette » affiche ne sera enlevée qu'après que le médecin de la Mairie » aura déclaré qu'il n'y a plus de crainte de contagion. »

2º Que le nombre des personnes atteintes par la variole dans les diverses communes est très-restreint, en le comparant à celui qui était observé autrefois dans pareilles épidémies, preuve que la vaccine est plus généralement répandue, et qu'elle est mieux appréciée par les populations ;

3º Que la presque totalité des individus vaccinés a été exempte de la contagion pendant l'épidémie de 1862 ;

4º Que, partout où l'épidémie a paru, les vaccinations et les revaccinations en ont immédiatement arrêté la marche.

TROISIÈME PARTIE.

Des vaccinations et revaccinations employées pour enrayer la marche de l'épidémie à Bordeaux et dans le département de la Gironde.

Averti dès le début de l'épidémie, le Préfet de la Gironde s'empressa, de concert avec le Conseil d'hygiène et de salubrité de la Gironde, de prendre les mesures les plus promptes et les plus efficaces pour empêcher la maladie de prendre de trop grandes proportions. Confinée dans le quartier sud de la ville, où elle trouvait malheureusement trop d'aliments à sa propagation par le grand nombre de sujets non vaccinés, il fallait qu'elle ne s'étendît pas dans le centre de Bordeaux, dans nos grands établissements de bienfaisance, dans nos maisons religieuses, qui recueillent tant d'enfants.

La Société impériale de Médecine pratiqua des vaccinations et des revaccinations publiques tous les vendredis ; le médecin vaccinateur en pratiqua tous les samedis dans une salle de l'Académie, et tous les lundis à son domicile. Les huit bureaux de bienfaisance furent pourvus du précieux virus, et des vaccinations et des revaccinations furent immédiatement pratiquées pour les pauvres par les médecins des bureaux de secours. Dans l'espace de quelques mois, la Société de Médecine pratiqua 190 vaccinations et 124 revaccinations ; les huit bureaux de bienfaisance, 308 vaccinations et 163 revaccinations ; enfin, le médecin vaccinateur pratiqua 460 revaccinations et 790 vaccinations.

Sur l'invitation du docteur Soulé, médecin principal de la Compagnie des Chemins de fer du Midi, M. le Directeur fit afficher une circulaire dans tous les ateliers et les bureaux de la Compagnie, et bientôt un grand nombre de personnes furent préservées. Cette mesure fut d'autant plus importante, que presque tous les employés habitaient les quartiers infectés par la variole.

Un grand nombre de médecins de la ville pratiquaient chez eux des vaccinations ; 450 plaques et 140 tubes de virus vaccin furent fournis ou envoyés à 230 médecins et à 48 sages-femmes de Bordeaux ou des 85 communes du département qui en firent la demande.

Sous l'influence de cette active propagation de la vaccine, le fléau, qui menaçait de prendre de sinistres proportions, fût enrayé dans sa marche, et, au commencement de l'année 1863, le nombre des victimes avait considérablement diminué, et celui des personnes atteintes était presque nul.

Ainsi, ce n'est point sur de vaines théories, mais sur l'autorité des faits, que la vaccine fonde ses titres à la confiance des hommes. Ils sont si nombreux, les faits qui témoignent de la puissance de la vaccine, qu'on ne prend plus la peine de les recueillir un à un ; on procède par masses. La médecine ne peut avoir l'espoir de supprimer, d'éteindre les causes de la petite vérole, quand on voit encore de nos jours tant de préjugés condamnables, tant d'ignorance et de prévention de la part de certaines personnes.

Qu'il nous soit permis de tirer de l'histoire de l'épidémie de 1862 des considérations pratiques qui serviront la science et l'humanité.

La vérité est que, de quelque manière que la variole se soit manifestée à Bordeaux ou dans les diverses communes de la Gironde, épidémiquement ou sporadiquement, on a pu suivre la contagion pas à pas ; mais ce qu'il y a de très-curieux, c'est que la vaccine se venge de ceux qui la dédaignent, en leur laissant la variole avec tous ses accidents. Quand celle-ci entre dans une ville, dans un de ces établissements publics dont les portes ne s'ouvrent qu'à ceux qui se présentent un certificat de vaccine à la main, elle s'arrête sur le seuil ; et, si quelqu'un n'est pas vacciné, elle le démêle entre tous et l'atteint sans pitié. Il en est de même dans l'intérieur des familles, et la correspondance que nous avons reçue de nos honorables confrères présente un grand nombre de faits de ce genre.

C'est donc à rendre l'organisation insensible au virus varioleux qu'il faut s'appliquer.

Revaccinations. — Les nouveaux vaccinés peuvent braver impunément les épidémies les plus meurtrières ; on les voit même résister à l'inoculation de la variole. Lorsque Jenner proclama sa découverte, il pensa qu'il en serait toujours ainsi ; il jugea de l'avenir par le présent. Le temps nous a appris ce que ce grand médecin ne pouvait pas savoir, que la vaccine n'est pas inviolable, et que la modification vaccinale s'affaiblit à la longue chez un certain nombre de vaccinés, et que l'aptitude à la variole peut renaître. Lorsque l'on suit avec attention la physionomie d'une épidémie de variole, on voit que cette cruelle maladie a certaines

règles à l'égard des vaccinés ; elle ne les attaque pas indistinctement, elle ménage les nouveaux et sévit sur les anciens.

Avant de faire connaître les résultats produits par les revaccinations, il est important de résoudre deux problèmes :

1º Quel est le moment précis où la vaccine prend possession de
ses propriétés ?

2º Quelle est l'époque où elle commence à faiblir ?

1º La vaccine entre en jouissance de toutes ses propriétés avant
la révolution complète de toutes ses périodes.

Jusqu'à l'époque où la grande découverte de Jenner eut des
titres à la confiance des hommes, on pouvait se permettre ce que
la morale défend de tenter aujourd'hui : c'était d'inoculer la variole aux vaccinés pendant le développement. C'est ce que tenta
l'ancien Comité de vaccine, qui fit des expériences afin de connaître l'instant où la vaccine prend possession de ses avantages.
On inocula dans ce dessein sur le même sujet la vaccine et la
variole, avec l'intention de laisser entre les deux opérations,
d'abord un jour, puis deux, puis trois, puis quatre. Tant qu'on
n'alla pas au delà, les deux éruptions se développèrent simulta-
nément avec la même aisance et la même liberté que si elles
eussent été séparées, tout en conservant cependant les rapports
qui devaient nécessairement résulter de la différence des dates.
Or, l'instant où la vaccine est préservatrice et fait échouer la
variole, tombe, d'après ces expériences, au cinquième jour. Il
n'était pas en notre pouvoir de répéter les expériences périlleuses
de l'ancien Comité, mais il ne tenait qu'à nous de lui substituer
le virus vaccin, et c'est ce que nous avons fait. Nous avons re-
vacciné des enfants à toutes les distances de la première vaccination, le second, le troisième, le quatrième, le cinquième, le
sixième jour, etc., et jamais la seconde opération n'a réussi entre
nos mains au delà du cinquième jour. Bien d'autres médecins ont
fait ces expériences, et toujours l'opération a réussi jusqu'au
cinquième jour, après quoi elle ne produisait plus rien, preuve
certaine que l'aptitude à la variole était comblée et que les sujets
étaient préservés. Lorsqu'il règne une épidémie de variole, les
personnes vaccinées récemment sont accessibles à la contagion
jusqu'au cinquième jour. Comme la variole a trois ou quatre
jours d'incubation, il peut arriver qu'une personne contaminée le
quatrième jour de l'éruption vaccinale soit encore prise de variole
au moment où la vaccine est dans tout son développement. Ce

n'est donc, d'après M. Kurnh, de Strasbourg, qu'au neuvième jour qu'on peut être entièrement rassuré contre l'infection. Ces expériences ne sont pas seulement curieuses, elles ont aussi leur utilité. Il est des personnes qui se croient préservées aussitôt qu'elles sont vaccinées ; c'est une erreur qu'il importe de détruire dans l'intérêt même de la vaccine. Il faut qu'on sache que, si l'absorption du virus est instantanée, il lui faut un certain temps pour infecter l'économie et produire ses effets. Ainsi, nul vacciné ne serait à l'abri de la variole avant au moins cinq jours.

2o Tant que la vaccine est récente, elle est toute-puissante ; elle défie la variole, de quelque manière qu'elle se présente. C'est ce qu'ont observé tous les médecins qui ont vu des varioleux dans l'épidémie de 1862. Ce n'est qu'à la longue, à plusieurs années de l'opération, qu'elle commence à faiblir, et c'est alors le moment de revacciner.

Les relevés publiés dans les diverses parties de l'Europe prouvent qu'avant la neuvième année, la variole est fort rare ; que, si elle apparaît, elle est fort légère et fugace. Ces mêmes relevés démontrent que cette affection sévit principalement chez ceux dont la vaccine remonte à 20, 25, 30 et 35 ans. Le temps d'élection répond assez généralement à 10 ou 12 ans, et s'étend jusqu'à 25 et 40 ans.

Sur le chiffre de 460 revaccinations pratiquées par nous pendant l'année 1862, nous avons obtenu 25 succès, qui se divisent de la manière suivante :

De 1 an à 10 ans	0
De 10 ans à 20 ans	13
De 20 ans à 40 ans	11
De 40 ans à 60 ans	1
Total	25

Sur celui de 124 revaccinations pratiquées par la Société de Médecine, il y a eu 10 succès :

De 1 an à 10 ans	0
De 10 ans à 20 ans	6
De 20 ans à 40 ans	4
Total	10

C'est surtout à l'époque des épidémies, qu'on peut constater la puissance souveraine des revaccinations. Dans tous les pays où les gouvernements ont propagé ce mode de préservation aux armées, on est parvenu à extirper la variole ; appliquées aux populations, il en a été de même. L'épidémie qui a sévi sur le département de la Gironde pendant l'année 1862 en fournit les preuves les plus éclatantes : dans toutes les communes où l'on a mis de la suite à revacciner, l'épidémie s'est arrêtée tout court, bien que les individus fussent restés en contact perpétuel avec les varioleux. Ainsi, la revaccination atteste à la fois la faiblesse et la force de la vaccine : la faiblesse, parce qu'elle se laisse quelquefois atteindre par la variole ; la force, puisqu'il suffit de la répéter pour lui rendre tout son pouvoir préservatif.

Sur les 790 vaccinations que nous avons pratiquées pendant l'année 1862, la plupart au moment où sévissait la variole, nous avons eu l'occasion de voir deux fois la variole et la vaccine marcher ensemble. Notre position nous a fait résister à la tentation de faire des expériences sur ce vaccin, pour répondre à une objection faite souvent : Si le vaccin pris sur un enfant atteint de variole peut la communiquer au sujet que l'on vaccine avec son vaccin. Les faits de ce genre sont si nombreux dans les rapports soit de l'ancien Comité, soit de l'Académie de Médecine, que l'on ne peut avoir de doute. Dans les épidémies de variole, on a pris sur le même sujet où la vaccine et la variole marchaient ensemble, les deux virus pour les inoculer, et chacun se reproduit séparément avec tous les caractères qui les distinguent. Le professeur Leroux a vu un bouton vaccin comme implanté au centre d'un bouton varioleux ; il inocula séparément les deux virus : le virus vaccin donna le vaccin avec tous ses avantages ; le virus varioleux communiqua la variole avec tous ses dangers. C'est l'opinion du docteur Bousquet que le virus vaccin ne saurait communiquer que la vaccine, la vaccine toute seule, sans complication, sans mélange d'aucune espèce, ni bon ni mauvais. Le docteur Lurati publia, il y a quelques années, un travail fort intéressant dans la *Gazzetta medica di Lombardia* (1856). Pendant six mois, Lugano eut une épidémie de variole qui atteignit 400 personnes, dont 26 moururent. Le docteur Lurati vaccina et revaccina plus d'un millier de personnes avec une heureuse réussite, et c'est le résultat de ces observations qu'il consigne dans ce mémoire. Souvent, des enfants vaccinés pendant la période d'incubation de la variole offrirent l'évolution parallèle des deux manifestations virulentes. Du vaccin pris dans ces circonstances reproduisit toujours des pustules vaccinales, et jamais la variole. Le docteur Lurati signale l'importance de ce fait, en ce qu'il combat ce préjugé, qu'en temps d'épidémie de variole, celle-ci peut être provoquée par la vaccination ; qu'il prouve que la nature du vaccin n'est pas altérée par celle du virus variolique, alors même que ces deux virus, existant chez un même malade, y produisent deux crises simultanées, à évolutions parallèles.

Ainsi, c'est une erreur de croire et encore plus de publier que la vaccine, en temps d'épidémie, apporte un élément de plus à l'état morbide complexe déjà existant chez un sujet, et qu'elle peut provoquer ou hâter le développement d'une variole qui était imminente. A cet égard, les faits abondent dans l'histoire de toutes les épidémies de variole.

On peut donc hardiment proclamer aujourd'hui, comme du temps de Jenner, que la vaccine est le préservatif par excellence de la variole. Le plus sûr moyen d'arrêter une épidémie qui apparait dans une ville, dans un village, consiste à vacciner ceux qui n'auraient pas été soumis à la vaccination, et à revacciner ceux qui auraient été déjà inoculés une première fois. Toutes les époques, tous les divers âges de la vie sont également favorables à l'inoculation du virus vaccin. Dès le moment où la variole est de tous les âges, depuis l'enfance la plus tendre jusqu'à la vieillesse la plus reculée, l'on doit, dès la naissance, lui opposer sa puissante rivale, c'est-à-dire la vaccine. Et que redouterait-on, surtout en temps d'épidémie, de ces vaccinations hâtives qui ont ému, en 1861, l'opinion publique et l'administration supérieure ? Une action trop forte et dangereuse sur de si frêles constitutions ? Mais celle de la variole n'est-elle donc pas plus redoutable ? D'ailleurs, il est d'observation constante que plus l'individu vacciné est jeune, moins il éprouve de troubles lorsque la vaccine se développe. Sur un chiffre de 160 enfants vaccinés à l'hospice de la Maternité, dont les plus jeunes avaient quelques heures d'existence et les plus âgés quelques jours, nous n'avons pu constater un seul accident sur des sujets qui sont cependant soumis aux influences morbides qui sévissent trop souvent dans les Crèches ou les Maternités. Ce résultat est identique à celui publié par tous les médecins qui se trouvent à la tête des services des hôpitaux d'enfants ou de maternité.

Ainsi, les vaccinations hâtives ne sont pas plus dangereuses que celles qu'on ne pratique qu'après le deuxième et le troisième mois. Si, en temps ordinaire, et pour les enfants qui restent isolés dans leurs familles, il n'y a pas d'inconvénients à temporiser, il n'en est plus de même quand la variole apparaît dans une maison ; dans ce cas, elle se trompe rarement dans le choix de ses victimes, aussi jeunes qu'elles soient. « Si tous les enfants étaient vaccinés dans les premiers jours qui suivent la naissance, dit le docteur Depaul dans son rapport de 1861 à l'Académie de Médecine, la variole, qui est déjà si rare relativement à ce qu'elle était autrefois, disparaîtrait, nous en avons la conviction, d'une manière complète. C'est le résultat obtenu depuis quinze et vingt ans, par quelques zélés vaccinateurs, pour certaines communes et certains cantons. » Dans le tableau des décès fournis par l'épidémie de 1862, nous trouvons un enfant de 15 jours, et nous avons eu l'occasion de voir un autre enfant, de 10 jours, atteint par la variole, mais qui n'a pas succombé. Ainsi, on ne doit pas compter sur la prétendue immunité des enfants nouveau-nés. Cette immunité est relative, et s'explique par la facilité de transporter en dehors des foyers de contagion ces petits êtres ; mais que ces enfants soient placés suffisamment longtemps dans un milieu infecté, et ils paieront leur tribut dans une proportion presque aussi grande que les adultes, et avec des résultats bien autrement graves.

Une dernière observation mérite encore d'être consignée dans ce travail. Dans les nombreuses vaccinations pratiquées à l'occasion de l'épidémie de 1862, beaucoup de médecins ont eu, comme nous, des moments pénibles ; c'est lorsque, en voulant s'assurer du bon résultat des vaccinations, nous voyons des parents se révolter à la demande d'un peu de vaccin, et il n'est arrivé à aucun vaccinateur de ne pas rencontrer de ces injustes refus. Cette erreur, que la tendresse maternelle accueille avec d'autant plus d'empressement qu'elle lui fournit un prétexte pour se refuser à rendre ce qu'on lui a donné, cette erreur vient de certains préjugés, répandus dans quelques familles, qui veulent qu'on laisse parcourir à la pustule vaccinale toutes ses périodes sans la troubler en aucune manière. Dans les premiers temps de la vaccine, on redoutait tellement l'effet de la réaction locale, que, pour peu que l'inflammation dépassât les bornes, on s'empressait de cautériser les boutons ; et Jenner lui-même était si persuadé de l'inutilité de cette inflammation et de ses progrès ultérieurs, qu'il dit, en propres termes : « Je ne vois pas pourquoi on laisserait souffrir un sujet vacciné, sous prétexte qu'il n'est pas absolument besoin d'avoir recours à la cautérisation. Toutes les erreurs de pratique ont évidemment leur source dans les fausses idées qu'on se fait de la vaccine. La préservation, en effet, n'est pas dans le bouton ; elle est manifestement dans la révolution qu'apporte le virus dans l'économie. Le bouton témoigne de cette révolution, et, par conséquent, de la préservation ; il n'a pas d'autre importance, et l'on peut l'étouffer, à sa naissance, sans toucher aux propriétés de la vaccine. On doit donc respecter le bouton vaccinal, mais pour en restituer le virus à d'autres enfants ; son intégrité n'est pas nécessaire pour assurer à la vaccine sa vertu préservatrice. »

Messieurs, nous voici arrivé à la fin de ce rapport ; vous nous pardonnerez sa longueur, en faveur de l'importance du sujet qui était si grande, de nos vues si pures, de nos convictions si sincères. La tâche que votre commission avait imposée à son rapporteur était délicate ; il n'a pas cru devoir se borner à vous rendre compte purement et simplement des documents qu'il avait pu se procurer sur l'épidémie de 1862 ; il a pensé que le but de la commission nommée par la Société de Médecine devait s'étendre plus loin, et c'est ce qui a légitimé l'étude rapide qu'il a faite de quelques questions qui, dans ces dernières années, ont divisé les médecins et préoccupé le public.

Nous le répétons en terminant, la vaccine est sortie triomphante de sa lutte avec la variole, et l'utilité des revaccinations ne peut plus être contestée. Que les gouvernements, que les administrations le sachent bien, la revaccination est le complément obligé de la vaccination, le moyen de réaliser cette belle pensée des premiers vaccinateurs : l'extinction de la variole.

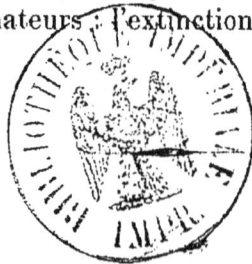

www.ingramcontent.com/pod-product-compliance
Lightning Source LLC
Chambersburg PA
CBHW060513210326
41520CB00015B/4211